VILLE DE BAYONNE

BUREAU MUNICIPAL D'HYGIÈNE

Inspection médicale des Établissements scolaires

La Propreté de l'Écolier

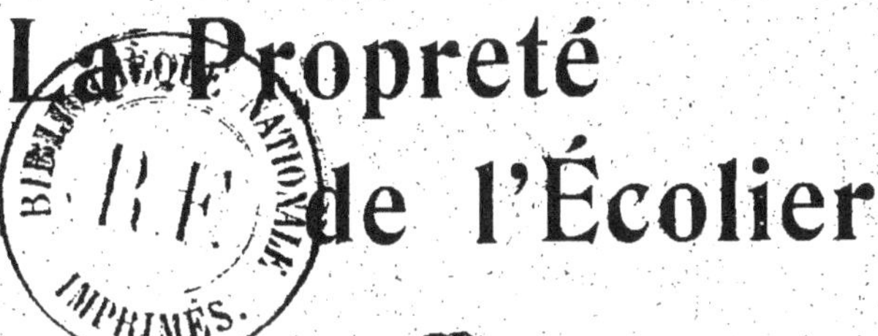

CONSEILS PRATIQUES AUX PARENTS

La propreté est une des conditions
essentielles du maintien de la santé.

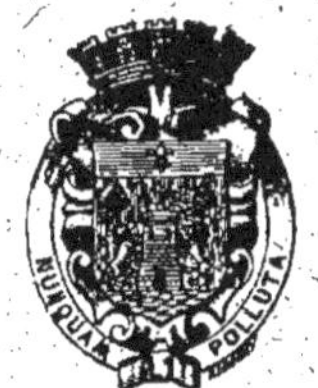

BAYONNE
Imprimerie LAMAIGNÉRE — FOLTZER, successeur
9, Rue Jacques-Laffitte, 9

Décembre 1909

VILLE DE BAYONNE

BUREAU MUNICIPAL D'HYGIÈNE

Inspection médicale des Établissements scolaires

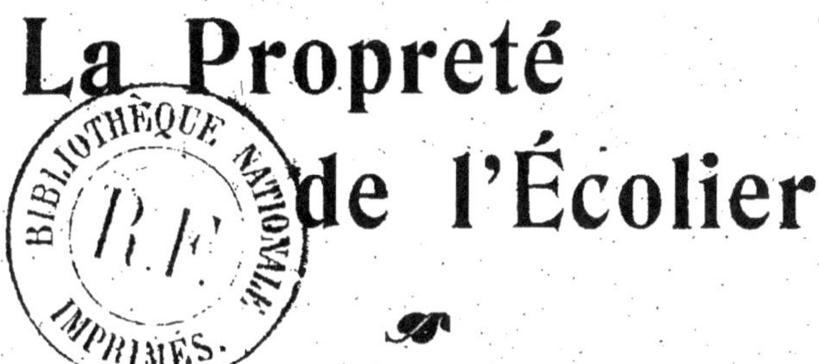

La Propreté de l'Écolier

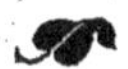

CONSEILS PRATIQUES AUX PARENTS

La propreté est une des conditions
essentielles du maintien de la santé.

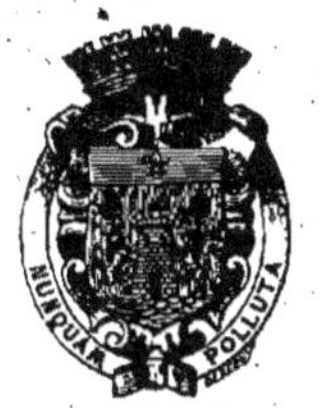

BAYONNE

Imprimerie LAMAIGNÈRE — FOLTZER, successeur
9, Rue Jacques-Laffitte, 9

Décembre 1909

LA PROPRETÉ DE L'ÉCOLIER

Conseils pratiques aux Parents

*La propreté est une des conditions
essentielles du maintien de la santé.*

La propreté du corps

« Nous changeons de vêtements, a dit justement Jules Simon, et il est d'une bonne hygiène d'en changer souvent ; mais nous ne changeons pas de peau, et les gens malpropres portent partout avec eux les germes de toutes les maladies, pour leur malheur et celui de ceux qui les approchent. »

Si, aujourd'hui, tout le monde, ou à peu près, connaît les dangers de la poussière et de la crasse au point de vue microbien, peu de gens encore savent que la peau ne fonctionne plus convenablement lorsqu'elle est malpropre ; or, elle joue un rôle important dans la respiration et la transpiration. Il faut donc, pour toutes ces raisons, que le corps soit d'une propreté minutieuse et il ne serait nullement exagéré de donner à l'enfant, chaque semaine, un grand bain chaud au savon ; tout au moins devra-t-il en prendre un par mois.

Le bain peut, d'ailleurs, être remplacé au besoin par un savonnage général du corps. Pendant l'été, — sauf, bien entendu, contre-indication médicale, — les bains froids, de rivière ou de mer, sont recommandés; outre le bien qu'en retire la santé de l'enfant, il est utile que celui-ci sache nager.

La propreté des cheveux et du cuir chevelu

Les garçons seuls porteront les cheveux courts; mais chez tous, filles ou garçons, les cheveux seront peignés et brossés le matin, avant le départ pour l'école. Chaque enfant doit posséder en propre un peigne et une brosse, que l'on nettoiera tous les quinze jours, en les faisant tremper, durant quelques minutes, dans de l'eau tiède légèrement additionnée de carbonate de soude (vulgairement *cristaux*).

Les croûtes que l'on voit parfois sur la tête des enfants et que l'on appelle populairement *maux gras*, sont pour certaines bonnes femmes un indice de santé : il n'en faut rien croire; l'enfant ainsi atteint sera montré au médecin.

L'écolier porteur de poux doit être gardé dans sa famille jusqu'à complète guérison; au reste, l'usage quotidien du peigne fin, combiné avec l'emploi de lotions d'eau-de-vie camphrée, permettra d'obtenir rapidement la destruction de ces parasites.

Un savonnage hebdomadaire de la tête

est de rigueur. Quant à l'échange des coiffu-
res entre écoliers pendant leurs jeux, il est
absolument prohibé.

La propreté de la figure, du cou, des yeux et des oreilles

Tous les matins, au lever, la figure, le cou
et les oreilles seront savonnés. Si après cette
toilette les yeux restent rouges, surtout s'ils
sécrètent un liquide jaunâtre, il faudra s'em-
presser de consulter un médecin, car il s'agira
alors, non, comme on a coutume de le dire,
d'un « coup d'air », mais du début d'une affection oculaire, parfois fort grave.

Deux fois par semaine, on enlèvera la matière cérumineuse que renferme le conduit
externe de l'oreille, à l'aide de la petite
curette ci-dessous représentée, et que l'on peut
se procurer dans tous les bazars au prix de
dix centimes :

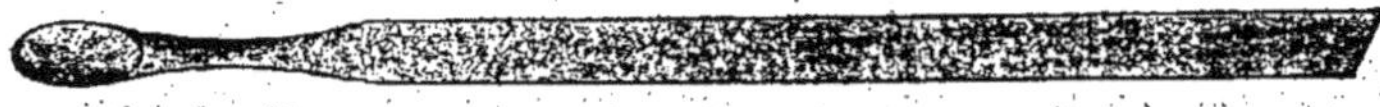

Cet instrument sera introduit dans l'oreille
avec précaution, puis le curage devra être
opéré délicatement, sans jamais occasionner
de douleur.

Lorsqu'il se produit par l'oreille un écoulement de pus, vulgairement de matière, ne pas
croire que cette suppuration soit salutaire.

Il faut absolument, dans ce cas, consulter le médecin, parce que tout écoulement d'oreille qui dure, si léger qu'il soit, peut exposer à des accidents méningitiques mortels. Le médecin indique en effet, outre un traitement convenable, les soins de propreté spéciaux qu'il y a lieu de prendre en pareil cas.

Il y a quelques années, nous avons observé un jeune écolier qui fut atteint d'une angine, après avoir porté à sa bouche ses doigts souillés par du pus provenant du conduit auditif (1).

Le percement du lobule de l'oreille, chez les fillettes, doit être pratiqué avec des instruments parfaitement propres.

La propreté de la bouche et des dents

La malpropreté de la bouche est l'une des causes de la carie dentaire, et celle-ci, à son tour, peut provoquer des troubles digestifs; d'autre part, les microbes qui, dans une bouche soigneusement tenue, seraient inoffensifs, deviennent nuisibles dans une bouche malpropre. Aussi, au lever et au coucher, doit-on se rincer la bouche et se savonner les dents à l'aide d'une brosse; le savon à employer ici, comme pour tous les autres soins de la toilette, est le savon blanc de Marseille de bonne

---

(1) Ce cas intéressant, mais nullement surprenant, a été relaté dans un livre que nous avons publié en collaboration avec le regretté docteur DELVAILLE : *La Santé de l'Écolier,* troisième édition, Paris, 1902, p. 142 (Nathan, éditeur).

qualité; quant à la brosse, elle doit être rigoureusement personnelle, et il y aura avantage, pour la remplacer, à ne pas attendre son usure complète; il existe d'ailleurs dans le commerce des modèles très économiques. La moindre altération dentaire sera signalée au dentiste.

Une affection contagieuse, fort commune chez les écoliers, puisque l'on en observe environ un cas sur dix-sept enfants, c'est la pourlèche, ainsi appelée à cause de la sensation de cuisson, qui porte les sujets atteints à se pourlécher les lèvres. A vrai dire, elle n'est pas grave, mais elle est très tenace, surtout si elle n'est pas bien soignée; elle consiste en fissures spéciales siégeant aux coins des lèvres. Le nombre des cas de pourlèche, dans une école, diminue très sensiblement quand l'on interdit l'échange des verres et des gobelets.

Un très grand nombre d'enfants ont la mauvaise habitude de ronger l'extrémité de leur porte-plume, dont la propreté est rarement parfaite, soit encore de ronger ou même de manger leurs ongles; ce sont, disent les médecins, des « onychophages ». L'ongle, il est vrai, qui n'est pas une substance toxique, n'est pas nuisible par lui-même, quoique l'on croie communément le contraire; mais l'onychophagie, qui est une sorte de tic, permet à l'enfant d'absorber des matières nocives pour sa santé, parce que les ongles ne sont jamais absolument propres.

Si les enfants sont beaucoup plus sujets que les grandes personnes aux maux de gorge, c'est surtout parce qu'ils portent constamment à la bouche toutes sortes d'objets : jouets, crayons, etc. Au point de vue de la contagion en général, l'échange des porte-plume et des crayons doit être sévèrement défendu (1).

Autant que possible, on ne laissera pas embrasser les enfants par des personnes étrangères à la famille, ni les enfants s'embrasser entre eux.

☙

La propreté des mains et des pieds

Le matin au lever, puis avant chaque repas, à tout autre moment encore, si cela est utile, l'enfant se savonnera les mains, de préférence avec une brosse, et nettoiera ses ongles. Il est un cas, cependant, où l'emploi de la brosse est dangereux, en faisant courir le risque d'inoculations multiples, comme nous en avons observé des exemples : c'est lorsque l'enfant est atteint d'une tourniole, ou « mal blanc », affection contagieuse caractérisée par la formation, au voisinage d'un ongle, d'une vésicule blanchâtre pleine de pus.

La malpropreté paraît favoriser le dévelop-

(1) Chaque enfant des écoles maternelles doit être muni d'une pochette en étoffe lavable, de couleur claire, destinée à recevoir le matériel de jeux, de travaux manuels et de crayonnages, qui lui aura été attribué, et qui devra rester strictement personnel.

pement des verrues. — Les taches d'encre seront enlevées à l'aide d'une pierre ponce. —
L'enfant n'introduira pas ses doigts dans ses
narines, — ne mouillera pas son doigt pour
tourner les feuillets d'un cahier ou d'un livre, —
ne grattera pas les boutons dont il pourrait
être porteur.

Les ongles des orteils et ceux des doigts
seront taillés une fois par semaine.

On donnera à l'enfant, chaque semaine,
deux bains de pieds chauds et savonneux,
et un plus grand nombre aux sujets dont les
pieds sont habituellement le siège d'une transpiration abondante.

La propreté du linge

Dans certains pays, l'on se contente de la
propreté apparente des vêtements extérieurs :
c'est évidemment insuffisant. Le linge de corps
sera changé deux fois par semaine. L'enfant
aura pour la nuit une chemise autre que celle
du jour, celle-ci pouvant pendant ce temps,
si besoin est, être lavée et séchée. On mettra à
l'enfant des bas, et non des chaussettes, dont
nous ne tolérons le port que durant quelques
semaines chaque année, à l'époque des fortes
chaleurs. Chaque écolier doit avoir un mouchoir, dont il changera plusieurs fois par semaine ; s'il a besoin de cracher, il crachera
dans ce mouchoir, et non par terre. Il faut

habituer l'enfant qui a une quinte de toux, à placer son mouchoir, ou tout au moins sa main, devant sa bouche, lorsqu'il se trouve placé près d'une autre personne. Il est presque indispensable que chaque jeune enfant des écoles maternelles soit muni d'une serviette de toilette marquée à son nom (je dis : à son nom; je ne dis pas : à ses initiales).

La propreté des vêtements

On peut être pauvre, avoir des vêtements rapiécés ou raccommodés, mais ils doivent être propres et sans déchirures. Donner aux enfants, le dimanche, un vêtement trop élégant, et les jours ordinaires des haillons, c'est mal comprendre l'économie et compromettre la dignité de l'écolier. L'école reçoit, d'ailleurs, des enfants très soignés, que le voisinage d'écoliers mal tenus peut froisser.

Les vêtements de laine devront être brossés chaque jour et battus de temps à autre; ceux de toile seront fréquemment lavés, et parfois lessivés. Les vêtements seront préservés des taches par un tablier ou une blouse en étoffe lavable. Dans leurs jeux, les enfants ne se rouleront pas par terre.

La propreté des chaussures

Les chaussures de cuir seront cirées chaque jour, et les chaussures de toile lavées aussi souvent qu'il sera nécessaire. Il n'est pas mauvais d'habituer de bonne heure les enfants à prendre soin eux-mêmes de leurs chaussures; cela contribue à les accoutumer à être propres et ordonnés, et d'autre part, dans beaucoup de familles de travailleurs, les parents n'ont guère le temps de s'occuper de ce détail de la toilette infantile.

Les sabots avec chaussons de laine constituent une chaussure d'hiver très hygiénique, que nous recommandons.

La propreté intestinale

On s'assurera que les fonctions intestinales de l'enfant s'accomplissent régulièrement, et, s'il y a lieu, l'on remédiera à leur irrégularité. Enfin, au point de vue de la contagion de certaines maladies, il est peu prudent de laisser les enfants s'asseoir sur le siège des cabinets d'aisances.

Le Médecin-Inspecteur des Établissements scolaires,

Docteur BREUCQ I

Directeur du Bureau d'Hygiène

Vice-Président de la Commission municipale d'Hygiène

BAYONNE
Imprimerie Lamaignère
Foltzer, successeur.

—

Décembre 1909

BAYONNE
Imprimerie Lamaignère
Foltzer, successeur.

—

Décembre 1909